NOTICE

SUR LES EAUX THERMALES SULFUREUSES

DE

VERNET-LES-BAINS

THERMES MERCADER

(PYRÉNÉES-ORIENTALES)

AVEC UNE PLANCHE LITHOGRAPHIÉE

PAR LE Dr E. MASSE

Médecin consultant aux eaux de Vernet
Ancien prosecteur et lauréat de la Faculté de médecine de Montpellier
Membre titulaire de la Société de médecine et de chirurgie pratiques, et de la
Société médicale d'émulation de Montpellier
Membre correspondant de la Société anatomique de Paris.

MONTPELLIER	PARIS
C. COULET, LIBRAIRE-ÉDIT.	A. DELAHAYE, LIBRAIRE-ÉD.
libraire de la Faculté de médecine	place de l'École-de-Médecine

M DCCC LXVIII

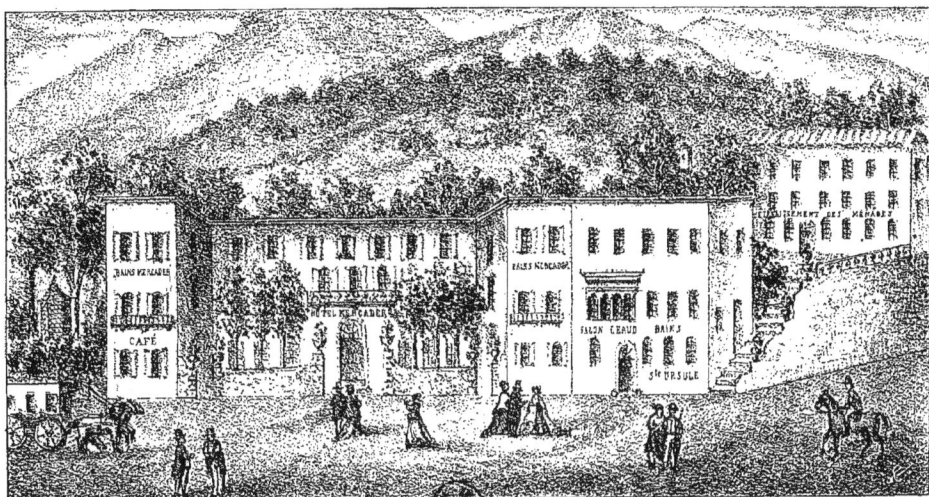

Pyrénées-Orientales.

THERMES MERCADER
A VERNET.

Lith. de K. Arles à Montpellier.

NOTICE

SUR LES EAUX THERMALES SULFUREUSES

DE

VERNET-LES-BAINS

THERMES MERCADER

(PYRÉNÉES-ORIENTALES)

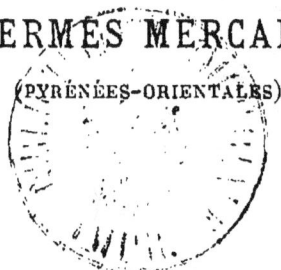

PRINCIPALES PUBLICATIONS DU MÊME AUTEUR

Développement et structure intime du Tubercule. 1863.

De la Cicatrisation et des Cicatrices dans les différents tissus. 1866. (Avec planche.)

Des Types de la circulation dans la série animale et aux divers âges de la vie embryonnaire. 1866.

Du Sycosis parasitaire : observations : réflexions : nouveau traitement par la créosote. 1864.

Kyste de la gaine du biceps crural : observations et réflexions. 1863.

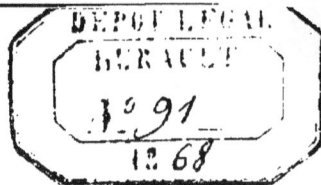

NOTICE

SUR LES EAUX THERMALES SULFUREUSES

DE

VERNET-LES-BAINS

THERMES MERCADER

(PYRÉNÉES-ORIENTALES)

AVEC UNE PLANCHE LITHOGRAPHIÉE

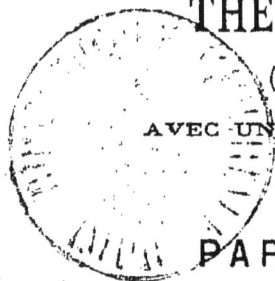

PAR LE Dr E. MASSE

Médecin consultant aux eaux de Vernet

Ancien prosecteur et lauréat de la Faculté de médecine de Montpellier

Membre titulaire de la Société de médecine et de chirurgie pratiques, et de la Société médicale d'émulation de Montpellier

Membre correspondant de la Société anatomique de Paris.

MONTPELLIER	PARIS
C. COULET, LIBRAIRE-ÉDIT.	A. DELAHAYE, LIBRAIRE-ÉD.
libraire de la Faculté de médecine	place de-l'École-de-Médecine

M DCCC LXVIII

NOTICE

SUR LES EAUX THERMALES SULFUREUSES

DE

VERNET-LES-BAINS

(PYRÉNÉES-ORIENTALES)

CHAPITRE Ier

LES THERMES MERCADER; SITUATION, CLIMAT

Les eaux minérales sulfureuses des thermes Mercader, à Vernet, ont la plus grande analogie avec les sources les plus connues et les plus en vogue de la grande chaîne des Pyrénées : les Eaux-Bonnes, Luchon, Cauterets, Saint-Sauveur.

On y trouve plusieurs sources à minéralisation et à température différentes, qui répondent pour la cure thermale à des indications variées.

On y trouve, en outre, une station médicale d'été qui réalise des conditions climatériques exceptionnellement favorables.

Les thermes Mercader sont situés près du village de Vernet, à 8 kilomètres de Prades et à 50 kilomètres de Perpignan, dans une petite vallée, sur le versant occidental du mont Canigou, à 629 mètres au-dessus du niveau de la mer.

Un torrent qui descend du haut des montagnes voisines roule avec bruit, à deux cents pas de l'établissement, des eaux vives et glacées ; sur ses bords, on rencontre partout une végétation luxuriante, un paysage toujours frais et riant.

L'Établissement est adossé à une petite colline ; il domine la vallée qui s'étend jusqu'au fort de Villefranche.

Cette vallée doit sa fertilité exceptionnelle à la rivière qui la traverse, aux nombreux canaux d'irrigation qui la parcourent ; on y voit partout des prés bien verts, des vergers aux fruits succulents, beaucoup d'ombrage et de fraîcheur. Les collines environnantes sont toutes couvertes de châtaigniers, qui forment à la vallée une enceinte de verdure.

La saison d'été s'ouvre à Vernet du 15 juin au 1er octobre. Le traitement thermal est favorisé par une température exceptionnelle. Des conditions toutes spéciales rendent l'établissement Mercader particulièrement favorable comme station médicale d'été.

L'altitude de Vernet, sa situation au milieu des montagnes, au pied du Canigou, dans une vallée où l'on trouve partout de l'ombre et de l'eau, où la brise de la montagne ne manque jamais, même aux jours les plus chauds de la canicule, permet aux malades de se soustraire entièrement aux grandes chaleurs des mois de juillet, août et septembre.

En arrivant à Vernet, les malades éprouvent ordinairement une amélioration très-sensible dans leur état. Je l'ai surtout bien observé chez les phthisiques qui arrivent du midi de la France ou des provinces voisines de l'Espagne.

Les chaleurs torrides de l'été contribuent beaucoup à accabler ces malades, déjà profondément débilités.

La nutrition est complétement languissante, l'appétit est nul, les sueurs sont très-abondantes, le sommeil est impossible. Ces malades sont très-sensibles aux changements de température. Ils reprennent bientôt leur appétit, les sueurs qui les épuisent diminuent, le sommeil devient plus facile.

Du reste, depuis longtemps le Vernet est connu dans tout le midi de la France comme station médicale utile aux convalescents, aux enfants faibles et débilités par les grandes chaleurs de l'été.

Les pluies sont rares à Vernet; il n'y a jamais de brouillards, ce qui arrive assez souvent dans un assez grand nombre de stations aussi élevées des Pyrénées [1].

« Aux Eaux-Bonnes, dit M. Pidoux, les pluies

[1] Rapport général sur le service médical des eaux minérales de la France, de M. Guérard. 1864.

sont fréquentes et abondantes ; elles sont même froides si elles durent plus d'un jour. Les temps les plus favorables sont caractérisés par l'existence d'un brouillard qui s'arrête exactement à la moitié de la hauteur des montagnes voisines, en dérobe les sommets et intercepte les rayons solaires.

» La température est douce, molle, sans ardeurs, légèrement et salutairement humide. »

Malgré toute l'autorité de M. Pidoux, il nous est impossible d'admettre que l'existence de brouillards puisse être la cause d'une humidité seulement légère et en même temps salutaire. Les maladies chroniques de l'appareil respiratoire s'accommodent très-peu d'une atmosphère à la fois humide et froide. Les malades atteints de maladies du larynx sont ordinairement très-incommodés par les brouillards.

Le climat de Vernet bénéficie des avantages du beau ciel bleu du littoral méditerranéen, sans en avoir les inconvénients. Pendant le jour, la chaleur est tempérée par la brise fraîche de montagne.

La température s'abaisse très-sensiblement après le coucher du soleil et jusqu'à son lever. Les malades doivent mettre des vêtements plus chauds quand ils sortent le soir après leur dîner.

La nuit ils doivent, en arrivant au Vernet, ajouter une ou plusieurs couvertures à leur lit. Ces précautions ménagent les transitions de température.

CHAPITRE II

RESSOURCES BALNÉOTHÉRAPIQUES DE L'ÉTABLISSEMENT MERCADER

Les thermes Mercader réunissent aux conditions climatériques les plus favorables comme station médicale d'été, des eaux minérales sulfurées sodiques, qui peuvent rivaliser avec celles des stations les plus importantes des Pyrénées.

Les sources thermo-minérales de l'établissement Mercader sont au nombre de cinq. Deux sources sont employées seulement en boisson : la buvette de Santé et la Bienfaisante-Adélaïde.

Deux sources sont employées seulement en bains: la source de la Providence et la source du Chemin-de-Casteil.

Enfin la source Ursule, qui est employée en bains, en douches, et qui est en partie dirigée au salon d'inhalation et de pulvérisation.

2

Buvettes

Buvette de Santé

La buvette de Santé coule dans le jardin près de l'établissement des Ménages ; sa température est de 27°. Elle est douce et onctueuse au toucher, elle laisse déposer de nombreux flocons blanchâtres de glairine ; en la buvant, on voit dans le verre se dégager une foule de petites bulles de gaz ; elle a le goût caractéristique des eaux sulfureuses. Les malades la tolèrent très-facilement, même à des doses assez élevées. On la boit à la température d'émergence, soit seule, soit additionnée de lait ou de différents sirops.

Buvette de Santé, tempér. 27°,

Sulfure de sodium.........	0,049
Chlorure de sodium........	
Sel de potasse............	
Sulfate de soude..........	
Carbonate terreux.........	
Silicates { de soude........	0,2651
d'alumine.......	
Indices de fer.............	
Iodure alcalin.............	
Matière organique.........	indéterminé

Total, 0,2700

Cette source est identique, comme composition chimique, avec la source de la Providence, dont elle paraît être une ramification.

Source Bienfaisante-Adélaïde

La Bienfaisante-Adélaïde coule dans la galerie couverte des bains de la source Ursule. Cette galerie est attenante à l'hôtel; les malades peuvent aller boire à cette buvette sans sortir. La source de la Bienfaisante-Adélaïde est plus chaude que la buvette de Santé, sa température est de 38°; mais elle est moins chargée de principes sulfureux, ses propriétés sont moins excitantes.

Bienfaisante-Adélaïde, tempér. 38°.

Sulfure de sodium............		0,0129
Chlorure de sodium.........		
Sel de potasse.............		
Sulfate de soude...........		
Carbonate terreux..........		
Silicates { de soude........		0,2371
Silicates { d'alumine.......		
Indices de fer.............		
Iodure alcalin.............		
Matière organique..........		indéterminé

Total..... 0,2500

Cette source est une ramification de la source Ursule; la composition chimique de ces deux sources est identique.

Pour les deux buvettes, les doses d'abord prescrites aux malades sont : un quart de verre, un demi-verre; on ne dépasse jamais trois verres dans la journée.

Les malades boivent d'abord et à petite dose de l'eau de la source Adélaïde. Si l'eau de cette source est bien supportée, on prescrit alors l'eau de la buvette de Santé.

Établissement des Ménages

Source du Chemin-de-Casteil et source de la Providence

La source du Chemin-de-Casteil et la source de la Providence sont exclusivement destinées aux bains de l'établissement des Ménages.

L'analyse chimique a démontré l'identité presque complète de composition chimique de ces deux sources. Voici l'analyse qui en a été faite par M. Bouis:

1000 d'eau renferment:

Sulfure de sodium...........	0,0413
Glairine...................	0,0140
Chlorure de sodium.........	0,0151
Silice	0,0490
Carbonate de soude.........	0,1049
Carbonate de potasse........	0,0093
Sulfate de soude............	0,0183
Sulfate de chaux............	
Carbonate de chaux.........	0,0050
Carbonate de magnésie.....	
Alumine, traces de fer.......	0,0010

0,2579

Une analyse plus récente de M. Buran a démontré dans ces sources la présence d'une certaine quantité d'iode à l'état d'iodure de potassium.

ANALYSE DE **M.** BURAN, EN 1853

Source de la Providence

Sulfure de sodium..........	0,0420
Sulfite de sodium...........	0,0050
Sulfate de sodium..........	0,0215
— de magnésium.......	0.0035
— de calcium..........	0.0010
Silicate de sodium	0.0628
Carbonate de sodium........	0,0910
— de potassium......	0,0100
— de magnésium....	0,0020
— de calcium	0.0010
Chlorure de sodium........	0.0160
Alumine..................	0,0010
Glairine.................	0.0150
Iodure de potassium........	0,0001

Total des matières fixes.... 0,2734

Plus de traces de fer, de brome.

La source du Chemin-de-Casteil diffère de la source de la Providence par sa température moins élevée.

Voici un tableau comparatif de la température de ces deux sources prise aux baignoires :

Source de la Providence, 39°, temp. d'émergence.

Bain au cabinet N° 1.... temp. 37°
Bain au cabinet N° 6.... » 35° 1/5
Bain au cabinet N° 10... » 33° 1/2

Source de Casteil, 33°, temp. d'émergence.

Bain au cabinet N° 10... temp. 33°
Bain au cabinet N° 6.... » 32° 1/2
Bain au cabinet N° 1.... » 31°

On mélange le plus souvent l'eau de ces deux sources pour obtenir différents degrés de température pour les bains. C'est là ce qui permet d'employer l'eau minérale sulfureuse avec toute sa chaleur naturelle, avec toutes ses propriétés chimiques et physiques. Les établissements qui ont des sources sulfureuses trop chaudes laissent l'eau minérale se refroidir, soit à l'air libre, soit dans des réservoirs. Cette eau perd sa chaleur naturelle et laisse évaporer les gaz qu'elle tient en dissolution. Les sources de Casteil et de la Providence ne présentent pas cet inconvénient; elles sont très-précieuses pour l'Établissement Mercader ; elles ont le grand avantage de pouvoir être données en bains avec toute leur chaleur naturelle.

L'eau minérale de la source de la Providence et de la source du Chemin-de-Casteil se rend dans l'établissement des Ménages, à dix cabinets de bains. Les baignoires, en marbre blanc, reçoivent l'eau minérale sulfureuse par le fond; elles se remplissent de bas en haut. Cette condition importante rend bien moins considérable l'évaporation des principes sulfureux.

Établissement de la source Ursule

Source Ursule

Bains et Douches

La source Ursule est la plus chaude de l'établissement Mercader; sa température est de 42°; elle est moins chargée que les deux autres en principes sulfureux.

Voici l'analyse qu'en a donnée M. Ossian Henri :

Pour 1,000 d'eau :

Sulfure de sodium...........	0,0129
Chlorure de sodium	dominé
Sel de potasse.............	
Sulfate de soude	
Carbonate terreux..........	0,2371
Silicate {de soude.......... {d'alumine........	
Indices de fer.............	
Iodure alcalin.............	
Matière organique.........	indéterminé.

Total:.... 0,2500

Cette source alimente les bains de l'hôtel et les douches ; elle est aussi en partie dirigée vers le salon d'inhalation.

L'établissement de la source Ursule communique avec l'hôtel, les malades peuvent y prendre leur bain, leur douche; ils peuvent aller au salon d'inhalation et de pulvérisation sans sortir.

Quatre cabinets de bains sont alimentés par la source Ursule. Les baignoires sont en marbre blanc et reçoivent l'eau minérale de bas en haut, comme à l'établissement des Ménages.

Deux de ces cabinets sont disposés pour doucher les malades dans les baignoires.

Un cabinet spécialement destiné aux douches vient d'être nouvellement installé; toutes les différentes douches pourront y être administrées

avec les appareils les plus modernes et les plus
perfectionnés : douche en pluie, douche en nappe,
douche en lames, douche en jet, douche en arrosoir,
douche en cercle, douche ascendante, douche uté-
rine, bain de siége à eau courante.

Inhalation, Pulvérisation

La source Ursule est, en outre, utilisée pour le
humage, l'inhallation et la pulvérisation, dans un
salon placé au premier étage au-dessus des bains
L'eau minérale remplit d'abord un premier réservoir, puis elle s'écoule de ce premier réservoir
dans un second, placé à un mètre et demi au-
dessous. Dans sa chute, l'eau minérale perd une
partie de ses principes sulfureux, qui se dégagent
sous forme de vapeurs. Un chapiteau à plusieurs
bouches, placé au-dessus du réservoir, permet aux
malades de humer la vapeur sulfureuse au mo-
ment où elle sort.

Une bonne ventilation peut à volonté modérer
la chaleur et mitiger la vapeur sulfureuse.

Un compartiment du salon est destiné à la pulvérisation. Un appareil de M. Mathieu pulvérise à
volonté l'eau des sources Ursule, de la Providence, de la buvette de Santé.

Les ressources balnéothérapiques de l'Établissement peuvent se résumer ainsi :

Deux buvettes. la buvette de Santé et la buvette
de la Bienfaisante-Adélaïde ;

Deux établissements de bains : l'établissement

des Ménages, alimenté par deux sources : la source du Chemin-de-Casteil et la source de la Providence; l'établissement de la source Ursule, alimenté par une seule source.

Outre les bains, cet établissement renferme des douches dans les baignoires,

Un cabinet spécial pour les douches,

Un salon d'inhalation et de humage;

Un salon de pulvérisation.

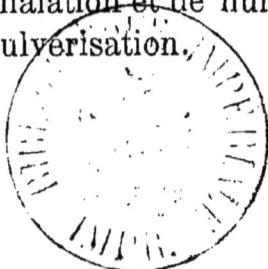

CHAPITRE III

DES EFFETS PHYSIOLOGIQUES DE L'EAU MINÉRALE DES THERMES MERCADER EN BOISSON, DOUCHE, INHALATION, PULVÉRISATION , BAINS.

Je viens d'indiquer rapidement, dans le chapitre qui précède, la température, la composition chimique et les usages divers auxquels on utilisait les différentes sources de l'Établissement Mercader.

J'ai montré toutes les ressources balnéothérapiques de cet établissement thermal.

Nous avons vu que l'eau minérale sulfureuse s'administre sous différentes formes, en boisson, en douches, en bains, en inhalation à l'état de vapeurs et de gaz, sous forme de poussière très-fine. Je vais maintenant résumer rapidement les effets physiologiques et les applications thérapeutiques de chacun de ces moyens.

L'absorption de l'eau minérale sous forme de boisson assure sa pénétration rapide dans la circulation ; la muqueuse digestive, où se fait l'absorption, bénéficie du contact immédiat et peut-être de l'effet thérapeutique direct des principes sulfureux. L'élimination de l'eau minérale absorbée se fait principalement par la voie de l'inhalation pulmonaire. L'eau minérale est un médicament complexe ; il serait bien difficile de suivre pas à pas l'action de chacun des principes qu'elle renferme. Je dois me borner à constater les résultats qu'on observe ordinairement d'après les seules données de l'expérience.

Eau minérale en boisson

Prises en boisson, les eaux minérales des deux buvettes excitent ordinairement l'appétit ; elles sont diurétiques et constipent quelquefois.

Le pouls se relève, il a plus de fréquence ; une légère rougeur, un peu de moiteur à la peau, témoignent de l'activité plus grande de la circulation.

Je n'ai jamais constaté une trop grande réaction suivie d'hémoptysie.

Sur beaucoup de malades, l'expectoration est d'abord plus abondante ; puis elle se modifie, elle devient moins épaisse, elle tend à disparaître.

Les fonctions du système nerveux sont ordinairement surexcitées. On observe un peu d'insomnie avec agitation, dans les premiers jours du traitement.

En résumé, l'action générale et physiologique des eaux sulfureuses de Vernet, prises en boisson, est une excitation des principales fonctions de l'organisme, circulation, digestion, système nerveux. Cette excitation est légère si l'on administre les eaux de la buvette de la Bienfaisante-Adélaïde et à petite dose; elle est plus considérable si l'on a recours à la buvette de Santé.

L'action physiologique fait pressentir l'action thérapeutique. Ce sera une action excitante et tonique générale, et quelquefois une action excitante spéciale sur les organes atteints de maladies chroniques, une action substitutive.

Douches

La source Ursule est seule utilisée pour les douches; sa température est de 42°.

Par sa température, par sa force de projection et de percussion sur la surface cutanée, enfin par les principes minéraux qu'elle renferme, administrée en douches, elle produit sur la peau une rougeur locale assez intense et assez persistante.

La circulation est activée localement sur le point douché, la sensibilité cutanée est excitée; si la douche porte sur une assez grande étendue du tégument externe, elle déterminera, outre l'action locale, une excitation générale de la circulation, de la respiration, du système nerveux.

On emploie souvent pendant la médication thermale, surtout chez les malades atteints de maladies

chroniques des voies respiratoires, des douches
sur les membres inférieurs. Ces douches sont déri-
vatives. On les emploie pour détourner les mouve-
ments fluxionnaires qui tendent à congestionner
les poumons. On fait un grand usage, dans ce
même but, des bains de jambe à une température
assez élevée.

On emploie la douche sulfureuse locale pour mo-
difier la vitalité des tissus dans les engorgements
chroniques des articulations, pour réveiller la nutrition languissante d'un membre en voie d'atro-
phie, enfin pour exciter localement la circulation
et réveiller la sensibilité. La douche générale est
essentiellement tonique, excitante; elle a son indication dans les cas d'atonie, de lympathisme
exagéré, d'anémie. Elle tend à réveiller l'activité
générale de l'organisme dans les grandes fonctions
de sensibilité et de nutrition.

Je ne puis faire ici une étude détaillée de l'action
des douches dans les différentes maladies qui sont
soumises au traitement hydro-minéral. On obtient
avec les douches de la source Ursule une action
tonique excitante, qui peut être facilement constatée
dès les premiers jours du traitement. Les malades
accusent un peu d'insomnie, le pouls est un peu plus
fréquent. L'affection chronique tend quelquefois à
passer à l'état aigu, et c'est là ordinairement l'in-
dice d'un excellent effet thérapeutique. J'ai ainsi
obtenu, après quelques alternatives d'exacerbations, de nombreux succès chez des malades at-

teints de catarrhes chroniques de la vessie, de rhumatismes atoniques; chez des scrofuleux avec des
manifestations variées et plus ou moins avancées
de la diathèse.

Inhalation, Pulvérisation

L'inhalation et le humage ont pour but de faciliter
l'absorption directe, par la muqueuse pulmonaire,
des principes gazeux des eaux minérales. C'est
aussi la source Ursule qui sert aux inhalations.
Les malades font de l'inhalation en respirant un
temps plus ou moins long dans un salon où se
dégagent des vapeurs sulfureuses. Le humage
consiste dans de fortes inspirations faites au devant
des bouches de vapeur, dans le salon d'inhalation.

L'effet que j'ai le plus souvent observé par l'inhalation, c'est la diminution de la toux, la disparition,
ou tout au moins l'amoindrissement de l'oppression. L'expectoration devient plus facile, la respiration plus libre. J'ai vu souvent cesser ainsi les
picotements de la muqueuse laryngienne, dans
certains cas de laryngite chronique rebelle.

La pulvérisation détermine la pénétration de
l'eau minérale, à l'état de division extrême, sur la
muqueuse des voies respiratoires. L'action physiologique et thérapeutique de ce nouveau moyen
n'est pas encore bien établie, et pour mon compte
je ne l'ai pas encore suffisamment expérimentée;
cependant plusieurs malades m'ont paru en user
utilement.

Bains

Trois sources, à température et à sulfuration différentes, peuvent être données en bain :

La source Ursule, qui est la plus chaude, est la moins sulfureuse : elle contient 0,0129 de sulfure de sodium. La source de Casteil, à son tour, est moins excitante que la source de la Providence. Nous avons vu que ces sources contiennent 0,0420 de sulfure de sodium, c'est-à-dire autant que les sources les plus chargées de Baréges — le Tambour (temp. 45°, sulfure de sodium 0,0474) — et un grand nombre de sources de Luchon.

La source Ursule peut être rapprochée de la source de Mahourat, à Cauterets (temp. 50°, sulfure de sodium 0,0135) ; source Ursule (temp. 42°, 0,0129 sulfure de sodium). Les sources de Vernet présentent cet avantage sur les sources avec lesquelles je viens de les comparer : c'est qu'avec une sulfuration égale, elles se trouvent à la température normale du bain. L'eau minérale passe directement de la source dans les baignoires, avec sa chaleur naturelle, par conséquent sans décomposition chimique, sans perte de gaz.

Dans le bain, l'eau minérale est très-douce et très-onctueuse au toucher ; elle laisse à la peau l'impression d'une eau savonneuse ; du reste, elle renferme une forte proportion de carbonate de soude, qui rend le bain alcalin.

De nombreuses petites bulles de gaz se dégagent de tout côté à la surface du corps. On éprouve une sensation générale de bien-être, qui tient à l'impression essentiellement douce de l'eau minérale sur la peau. La glairine que l'eau minérale renferme tempère l'action excitante du sulfure de sodium.

Pendant le bain, on peut constater une accélération de la circulation; le pouls est plus fréquent, la face plus colorée. Si le bain se prolonge, le malade a des bouffées de chaleur ; quelquefois, de légers picotements sur toute la peau mettent en évidence l'action directe du bain sur la sensibilité cutanée.

Il est rare que les malades ne soient pas un peu éprouvés par les premiers bains : l'excitation générale du bain produit l'insomnie; mais bientôt la tolérance s'établit et le bain est très-bien suporté. Cependant quelques malades éprouvent une légère réaction, bien connue dans la médecine des eaux sous le nom de fièvre thermale. Cette fièvre peut être même suivie d'une éruption cutanée; chez un malade elle avait pris la forme d'une urticaire ; quelquefois c'est une nouvelle manifestation d'une ancienne affection dartreuse, la réapparition d'une ancienne syphilide, une éruption furonculeuse. On désigne ces diverses éruptions sous le nom de poussée. L'apparition de la poussée est d'un bon augure pour l'efficacité probable de la médication thermale.

Le bain produit une excitation générale des principales fonctions de l'organisme ; il agit sur la nutrition par la digestion, la respiration, la circulation ; il agit encore sur le système nerveux ; il impressionne surtout le système cutané, qu'il excite et tonifie. La peau devient moite, douce et souple. La circulation capillaire s'y fait d'une manière plus active.

Le système cutané devient moins impressionnable aux variations brusques de température. Beaucoup de malades ont constaté, comme résultat d'une saison aux eaux sulfureuses de Vernet, une moins grande impressionnabilité au froid, une tendance moins constante aux rhumes et aux bronchites. Dans les affections cutanées, dartreuses, syphilitiques, le bain a provoqué quelquefois la réapparition d'une nouvelle poussée ; un état chronique est devenu quelquefois un état aigu, au plus grand profit du résultat thérapeutique final. Le traitement sulfureux devient souvent la pierre de touche d'un état diathésique larvé, qui se manifeste quelquefois d'une manière imprévue. La médication sulfureuse devient la pierre de touche de la syphilis, de la dartre.

Ces effets sont souvent observés après la médication thermale à l'établissement Mercader. J'ai pu recueillir pendant la saison d'été, en 1867, plusieurs cas très-intéressants de manifestations cutanées herpétiques, chez des malades atteints de maladie chronique des voies respiratoires. L'apparition de l'éruption cutanée a été suivie d'une amélioration considérable de l'état du poumon.

CHAPITRE IV

APPLICATION THÉRAPEUTIQUE DES EAUX MINÉRALES SULFUREUSES DES THERMES MERCADER

Je viens d'exposer aussi succinctement que possible les principaux effets physiologiques de l'eau minérale sulfureuse de Vernet, avec les données de l'expérience clinique.

Le problème des applications thérapeutiques qui me reste à résoudre est le plus important.

Applications thérapeutiques générales

La médication sulfureuse à Vernet est-elle une médication spécifique de la dartre, de la scrofule, de l'arthritis, de la syphilis, de la phthisie ?

Je ne le crois pas.

L'étude de l'action physiologique des eaux minérales nous a montré dans la médication thermale sulfureuse un moyen de réveiller l'activité des principales fonctions de l'organisme, d'exciter localement la vitalité des tissus. Elle répond donc à une indication générale que l'on peut rencontrer dans divers états diathésiques. Elle ne guérira peut-être pas la diathèse, mais elle mettra l'organisme dans des conditions plus favorables pour lutter avec la maladie.

M. Léopold Fontan a parfaitement résumé en quelques mots les indications générales et les contre-indications de la médication thermale. « Inutile, nuisible même, dans les affections chroniques marquées par un certain degré d'excitation, elle sera, au contraire, toujours indiquée dans les affections marquées au coin de la débilité, de la pauvreté du sang, de l'atonie, que cette atonie soit constitutionnelle ou non, générale ou locale. »

La scrofule et ses manifestations variées sur la peau, sur les muqueuses, sur les ganglions, sur les os, est un des états diathésiques où la médication sulfureuse a les plus heureux résultats. L'action tonique générale combat le tempérament lymphatique, l'action tonique locale s'adresse aux différentes manifestations morbides; la vitalité des tissus est heureusement modifiée, la circulation devient plus active, les suppurations abondantes se tarissent, la tendance à la cicatrisation se manifeste.

La dartre et ses manifestations secondaires sur la peau, sur les muqueuses, sur les viscères, constitue un état diathésique contre lequel la médication sulfureuse a été de tout temps employée, et avec succès.

Le traitement sulfureux détermine chez les dartreux une crise avec exaspération des douleurs, une nouvelle poussée. De nouvelles éruptions s'ajoutent à celles dont le malade était incommodé. Le flux muqueux est plus abondant s'il s'agit d'un écoulement utérin, vaginal, s'il s'agit d'un catarrhe bronchique, d'un catarrhe de vessie ; mais bientôt une amélioration succède à cette exaspération momentanée.

La médication sulfureuse devient une médication substitutive, et c'est probablement à ce titre qu'elle guérit les affections dartreuses. La réapparition par le traitement sulfureux d'une maladie cutanée, chez un dartreux atteint d'une affection viscérale, peut encore amener une guérison inespérée dans des maladies essentiellement chroniques atteignant le poumon, l'estomac, l'intestin, la vessie, etc.

Dans les affections diathésiques compliquées d'atonie, de lymphatisme ; dans la goutte asthénique, dans le rhumatisme atonique, la médication sulfureuse, à titre d'excitant général et d'excitant local, est évidemment indiquée et réussit souvent.

Dans la syphilis, la médication thermale provoque les manifestations cutanées ; elle favorise le traitement, en augmentant la tolérance de l'organisme pour la médication hydrargyrique; elle favorise l'élimination du mercure par les sécrétions cutanées, chez les malades qu'un long traitement a pour ainsi dire saturés; enfin l'action générale des eaux combat la cachexie syphilitique.

On ne devra pas s'étonner de l'application utile de la médication hydrominérale à des états diathésiques si différents. Chez le scrofuleux, le dartreux, le goutteux, le rhumatisant, le syphilitique, l'action excitante et tonique des eaux sulfureuses sur les grandes fonctions de nutrition est utile, pour lutter contre les différents états de faiblesse, de cachexie, de débilitation, sur lesquels semble se greffer la diathèse.

Enfin, quelquefois, la médication sulfureuse rappelle avec avantage certaines maladies cutanées, chez des malades atteints d'affections viscérales chroniques.

L'excitation locale des principes sulfureux sur certains organes ramène à l'état aigu certaines lésions chroniques. L'exacerbation momentanée des symptômes est quelquefois suivie d'une guérison durable : c'est là une action substitutive.

Applications thérapeutiques spéciales

Le traitement sulfureux, aux eaux minérales de Vernet, a de nombreuses indications dans les maladies des voies respiratoires.

Le poumon est le principal organe d'absorption et d'élimination des principes sulfureux. Que l'eau minérale soit absorbée en boisson ou en bain, le principe sulfureux vient s'éliminer par la surface

pulmonaire. Le poumon sert directement à l'absorption, si les principes sulfureux sont mis en
liberté dans l'air; dans l'inhalation, par exemple,
dans la pulvérisation, pendant le bain, pendant la
douche, le poumon fonctionne et absorbe les principes sulfureux qui se dégagent. Le rôle important
du poumon et des voies respiratoires tout entières,
dans l'absorption et dans l'élimination des principes sulfureux, rend facile l'application du remède
sur l'organe malade dans les maladies des voies
respiratoires.

Le traitement sulfureux dans les inflammations
chroniques des voies aériennes agit le plus souvent
par l'excitation locale, qui se traduit par un flux
muqueux plus abondant. A cette excitation momentanée succède une résolution plus ou moins complète de l'inflammation.

Les engorgements pulmonaires disparaissent,
la matité est moins étendue, le poumon reprend
sa perméabilité : l'excitation de la circulation pulmonaire a provoqué la résorption des produits
inflammatoires qui encombraient cet organe.

Le traitement de la phthisie pulmonaire par les
eaux minérales sulfureuses a été l'objet de discus-
sions nombreuses à la Société d'hydrologie.

Les conclusions motivées de nos hydrologues
les plus célèbres ont entièrement démontré l'activité du traitement thermal. Le nombre des malades qui accourent en foule, tous les ans, dans
toutes les stations des Pyrénées, montre toute la

confiance que les médecins et les malades accordent à ce moyen.

Les thermes Mercader, à Vernet, présentent, nous l'avons dit, des conditions climatériques exceptionnellement favorables, qui devraient, à ce seul point de vue, faire choisir cet établissement comme station médicale d'été pour les phthisiques; mais, en outre, le traitement sulfureux s'y fait dans d'excellentes conditions.

Les deux buvettes, l'inhalation, les douches, les bains, permettent de faire subir aux malades un traitement aussi complet que dans les stations les plus en vogue des Pyrénées.

Le traitement s'adresse à l'état général chez certains malades à tempérament mou et lymphatique, chez lesquels la nutrition est languissante, l'hématose incomplète.

Le traitement sulfureux s'adresse aussi aux complications de la phthisie.

L'eau minérale stimule l'appétit des phthisiques.

Les inhalations des vapeurs sulfureuses calment la toux, favorisent l'expectoration. Les inhalations calment aussi le spasme bronchique, l'oppression. Les douches sur les extrémités inférieures sont le plus souvent nécessaires pour lutter contre la tendance aux inflammations, aux congestions du poumon; les bains de jambe, avec l'eau minérale la plus chaude, servent aussi à produire un effet dérivatif analogue.

Les bains généraux sont rarement employés;

ils produisent une excitation générale utile chez les sujets éminemment mous et lymphatiques. Les bains rendent les phthisiques moins impressionnables aux variations atmosphériques; ils s'enrhument moins facilement.

M. le professeur Fonssagrives, dans son admirable ouvrage intitulé : *Thérapeutique de la phthisie pulmonaire*, admet que les eaux sulfureuses peuvent tarir les sécrétions pulmonaires qui épuisent les malades par leur abondance.

« D'ailleurs, dit-il, ce n'est pas là la seule utilité
» des eaux thermales sulfureuses : elles aguerrissent
» la peau contre l'impressionnabilité au froid, et pré-
» viennent, par suite, ces bronchites incessantes
» qui ne créent pas les tubercules, mais qui sont,
» par rapport à eux, ce que serait une bougie
» allumée promenée au milieu de sacs de poudre.
» De plus, par leur action stimulante et tonique à la
» fois, ces eaux relèvent tout le système et pro-
» duisent cette sensation de mieux-être et de force
» accrue que Bordeu désignait par l'expression vive
» et imagée de remontement général. C'est proba-
» blement par l'intermédiaire de cette dernière
» action que l'organisme est mis dans des condi-
» tions qui suspendent ou affaiblissent la puissance
» de la diathèse tuberculeuse [1].»

La phthisie des lymphatiques et des scrofuleux

[1] Fonssagrives, *Thérapeutique de la phthisie pulmonaire.* 1866.

est surtout justiciable du traitement hydro-minéral à Vernet.

Certains malades essentiellement nerveux et irritables, et ils sont nombreux parmi les phthisiques, doivent prendre des doses d'eau minérale excessivement légères ; en pareil cas, l'inhalation réussit mieux que l'eau en boisson. On doit s'abstenir des bains et des douches. Les douches et les bains réussissent, au contraire, dans la forme torpide de la phthisie.

Des malades ont pu subir avec avantage le traitement hydro-minéral à toutes les périodes. La fièvre continue, avec exacerbation vers le soir, est une contre-indication au traitement ; il en est de même de la tendance aux congestions et aux hémoptysies.

Pour résumer l'action générale du traitement sulfureux dans la phthisie pulmonaire, je citerai encore l'opinion de M. Fonssagrives, si compétent pour tout ce qui concerne la thérapeutique de la phthisie pulmonaire :

« Le traitement hydrosulfureux ne guérit pas la
» phthisie dans le sens absolu du mot, mais il peut
» mettre l'économie dans des conditions telles que
» les productions tuberculeuses ne s'accroissent
» pas et que les périodes spontanées du sommeil
» de la diathèse se prolongent ; il modifie ou
» fait même disparaître une expectoration qui
» impose à l'économie une spoliation fâcheuse ;
» enfin il n'est pas improbable, surtout quand on

» le complète par les inhalations, qu'il puisse favo-
» riser la cicatrisation des cavernes peu étendues,
» en tarissant la sécrétion purulente que fournit la
» membrane pyogénique qui les tapisse. »

Les affections de l'arrière-bouche et du larynx,
les inflammations granuleuses, souvent de nature
herpétique, sont profondément modifiées par les
gargarismes, les inhalations et l'eau minérale en
boisson.

« Dans les affections des membranes muqueuses,
» des organes génito-urinaires, dit M. Armand
» Rotureau, les eaux du Vernet en boisson, en
» bains et en douches générales et locales, réus-
» sissent très-bien, ainsi que dans celles des reins,
» de la vessie, de l'utérus ou du vagin, caracté-
» risées par la sécrétion anormale du mucus et
» même par la production du pus. L'effet heureux
» de ce moyen thérapeutique est indubitable, quelle
» que soit la cause de l'affection ; mais il n'est
» jamais aussi appréciable et aussi marqué que
» si les maladies des reins, des uretères, de la
» vessie, de la matrice et du vagin, ont remplacé
» des affections cutanées existant préalable-
« ment. » (Rotureau, des Principales Eaux minérales
d'Europe, 1859.)

Dans les catarrhes chroniques de vessie, l'eau
minérale en boisson, les bains de la source de la

Providence, les douches de la source Ursule, suivies de bonnes frictions générales, amènent les résultats les plus rapides et les plus inattendus. Il y a d'abord, au commencement du traitement, une sécrétion plus abondante, des douleurs hypogastriques plus vives ; mais bientôt ces phénomènes d'exacerbation disparaissent, la douleur cesse, la sécrétion muqueuse ou purulente diminue de jour en jour.

Les maladies de la peau qui sont sous la dépendance de la scrofule ou d'une diathèse herpétique sont très-utilement traitées par l'application des eaux sulfureuses des thermes Mercader.

La source Ursule est employée chez les malades qui présentent encore un état subaigu de leur affection cutanée.

Les maladies cutanées, chroniques, atoniques, sans réaction, sont beaucoup plus utilement traitées par les bains avec la source de la Providence.

Toutes les sources de l'Établissement Mercader sont riches en glairine ; le principe sulfureux est pour ainsi dire mitigé par cette matière organiques.

Les malades atteints de maladies cutanées apprécient surtout l'onctuosité toute particulière des sources de Casteil et de la Providence. L'eau minérale, dans ces maladies, peut être prise à très-haute dose en boisson, douches et bains.

L'eau minérale en boisson s'adresse-t-elle comme

spécifique à la disposition morbide ? S'adresse-t-elle
localement au tégument externe, en s'éliminant
par les sécrétions de la peau? C'est là encore une
question à résoudre. On accorde une plus grande
importance aux bains et aux douches. L'action to-
pique de l'eau minérale sur l'enveloppe cutanée
produit le plus souvent une irritation substitutive;
la sulfuration, la thermalité, l'hydrothérapie thermale, concourent à produire cet effet. Après plusieurs alternatives d'exacerbations, après un traitement suffisamment prolongé, l'affection cutanée
disparaît. M. Astier résume dans un tableau très-
fidèle la marche du traitement des dermatoses.

« Les dartreux, dit-il, paraissent avoir pour ces
» eaux une tolérance particulière; puis, au ving-
» tième au quarantième bain, une exacerbation, des
» accidents locaux se montrent ; la lésion herpé-
» tique s'étend, jette une quantité de liquide séro-
» purulent; la fluxion est douloureuse; toute la
» poussée consécutive, critique, semble se porter
» sur elle. On modère ou l'on suspend le traite-
» ment, et les choses reviennent à l'état premier ;
» les bains sont repris, provoquent une nouvelle
» exaspération du mal. Le malade est mécontent
» et désespéré ; le calme revient, la dartre s'anime
» une ou deux fois, puis guérit. Dans d'autres cas,
» l'amélioration et la disparition de la dartre coïn-
» cident, vers la même époque, avec l'apparition
» de sueurs abondantes visqueuses, de flux diar-

» rhéiques, d'un retour d'hémorrhoïdes ou d'un
» écoulement menstruel plus abondant.» (Astier,
thèse de Paris, 1852.)

Je ne puis, dans cette courte notice, indiquer
successivement l'action thérapeutique des eaux
sulfureuses de Vernet dans les différentes maladies
spéciales qui sont sous la dépendance d'un état
diathésique scrofuleux, maladies des os, maladies
des articulations, tumeurs blanches, etc. Ce que
j'ai dit, d'une manière générale, de l'action physiologique des eaux sulfureuses, suffit à justifier leurs
application spéciales : elles produisent une action
tonique générale, une action stimulante locale;
elles s'adressent en même temps à l'état général
et à l'état local.

Les eaux thermales sulfureuses de Vernet con-
viennent encore aux rhumatismes. Les bains, les
douches, ont souvent une action rapide, soit dans
les rhumatismes simples, soit dans les rhumatismes avec prédominance d'une constitution lymphatique ou névropathique.

Toutefois le traitement devra varier avec la
forme particulière du rhumatisme. Dans le rhumatisme simple et dans le rhumatisme scrofuleux, on
a recours à Vernet aux bains les plus chauds, les
bains de la source Ursule. L'hydrothérapie thermale trouve là une de ses applications les plus
utiles.

Dans le rhumatisme névropathique, qui se ca-

ractérise par sa mobilité, par son extrême excita-
bilité, les malades doivent se borner à prendre des
bains de la source du Chemin-de-Casteil.

L'eau de cette source a une température très-
peu élevée; elle est en même temps très-riche en
glairine, substance qui tempère l'action excitante
du principe sulfureux.

Enfin on peut administrer les eaux thermales
sulfureuses de Vernet dans tous les cas où l'expérience clinique a démontré l'efficacité de la médication thermo-minérale sulfureuse.

Les différentes sources que possède l'Établissement Mercader permettent d'obtenir, par le traitement hydro-minéral, des effets physiologiques et
thérapeutiques qui répondent à de nombreuses indications; je viens d'essayer de les préciser.

Dans l'étude que je viens de faire, j'ai formulé
aussi succinctement que possible les effets que
l'on peut obtenir de la médication sulfureuse aux
Thermes Mercader; j'ai basé autant que je l'ai pu
les applications thérapeutiques sur les effets physiologiques. Cette courte notice suffira, je pense,
pour faire connaître toutes les ressources que l'on
peut obtenir de la médication thermale aux eaux
sulfureuses des Thermes Mercader, à Vernet.

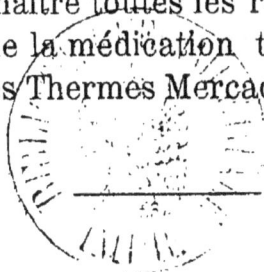

TABLE DES MATIÈRES

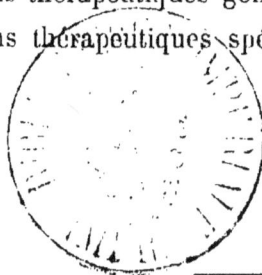

Montpellier, imprimerie Gras.